CH. PAUMELLE
DOCTEUR EN MÉDECINE DE LA FACULTÉ DE PARIS

RECHERCHES SUR LE POULS
DANS LA
PNEUMONIE FRANCHE DES ENFANTS
PRINCIPALEMENT PENDANT LA CONVALESCENCE

PARIS
OLLIER-HENRY, Éditeur
1896

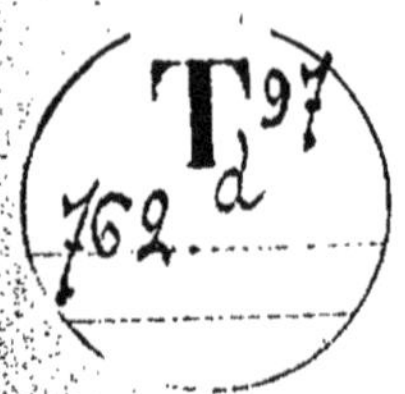

l'Auteur
témoignage de respect
et de reconnaissance

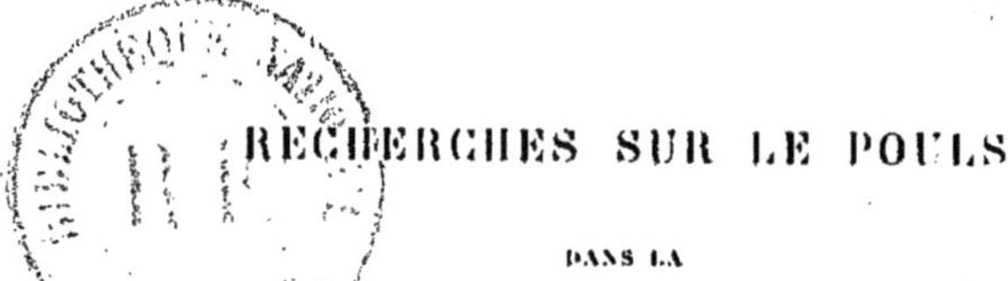

RECHERCHES SUR LE POULS

DANS LA

PNEUMONIE FRANCHE DES ENFANTS

PRINCIPALEMENT PENDANT LA CONVALESCENCE

CH. PAUMELLE
DOCTEUR EN MÉDECINE DE LA FACULTÉ DE PARIS

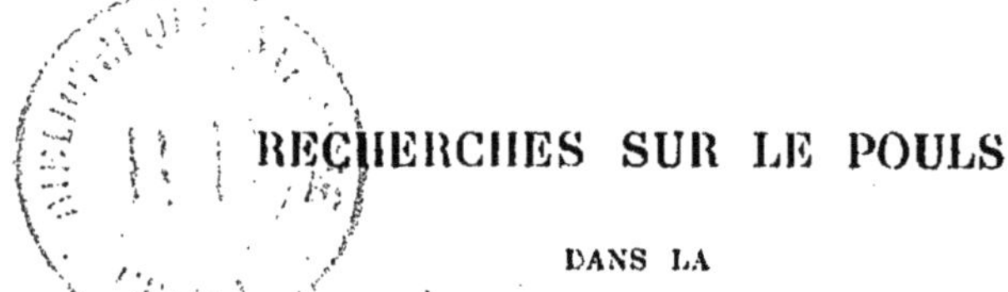

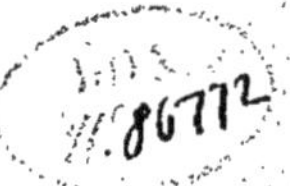

RECHERCHES SUR LE POULS DANS LA PNEUMONIE FRANCHE DES ENFANTS

PRINCIPALEMENT PENDANT LA CONVALESCENCE

PARIS
OLLIER-HENRY, Éditeur
1896

A LA MÉMOIRE DE MA SŒUR

A MES PARENTS

A MON PRÉSIDENT DE THÈSE

MONSIEUR LE PROFESSEUR GRANCHER

Membre de l'Académie de médecine
Médecin des Hôpitaux
Officier de la Légion d'honneur.

MEIS ET AMICIS

PRÉFACE

Les auteurs classiques enseignent que le pouls dans la pneumonie est rapide, plein, dur, vibrant, puis qu'il revient à la vitesse normale avec la convalescence, qu'il est alors quelquefois lent et petit, comme après toutes les pyrexies graves. Si on nous parle incidemment du ralentissement, il n'est pas du tout question de l'arythmie; à part Grisolle qui a la période aiguë en faisait un signe de terminaison favorable, de crise prochaine, les auteurs sont muets à ce sujet.

Or, en observant systématiquement les pneumoniques, principalement dans la convalescence, nous avons pu relever, chez les enfants, une série de faits assez constants, pour pouvoir en tirer des conclusions intéressantes.

Que monsieur le docteur Comby, qui, après nous avoir donné l'idée de ce travail, nous en a fourni les éléments en nous laissant puiser dans sa riche collection d'observations, veuille bien recevoir le témoignage de notre profonde reconnaissance.

Pendant le cours de nos études médicales, nous avons

contracté de nombreuses obligations envers nos maîtres, nous n'oublierons jamais ce que nous devons :

A nos professeurs de l'École de Rouen qui nous ont guidé durant la première partie et la plus ingrate de l'enseignement médical.

A nos maîtres de la Faculté et des hôpitaux de Paris.

A Monsieur le docteur Letulle qui savait joindre les leçons du cœur à ceux de sa savante expérience ;

A Messieurs les médecins et chirurgiens des hôpitaux du Havre qui nous ont honoré de leur confiance.

Que Monsieur le professeur Grancher, qui fut un de nos maîtres les plus vénérés, et qui nous fait le grand honneur d'accepter la présidence de cette thèse, daigne accepter l'hommage de notre respectueuse reconnaissance.

C'est avec un profond respect que nous accomplissons un pieux devoir envers la mémoire de M. le professeur Léon Le Fort, et de M. le docteur Duménil, ancien directeur de l'École de médecine de Rouen.

INTRODUCTION

Il est injuste de n'attribuer une valeur sérieuse dans les affections fébriles qu'aux données fournies par le thermomètre et de négliger l'étude de la circulation et l'exploration du pouls, croyant en avoir fini avec la clinique, lorsqu'on a relevé très exactement le tracé de la température. Et cela surtout dans la pneumonie, car dans cette affection la maladie est au poumon, le danger est au cœur, selon le mot de M. Huchard.

Pour ce qui est du pouls, écrit le docteur Belugou (Montpellier médical, 1878) n'est-ce pas lui qui donne l'alarme quand la modération apparente de la température est sur le point d'inspirer au médecin une quiétude dangereuse dans les formes adynamiques des fièvres graves. Et cet auteur relate chez les adultes des cas de pneumonie suivis de mort, où par exemple, le pouls montait de 110 à 120, lorsque le thermomètre descendait de 40° à 38° — de 100 à 120 pendant que le thermomètre passait de 40°6 à 37°8.

Il n'en saurait être de même chez l'enfant où la pneumonie franche est à peu près toujours suivie de guérison. Cependant le pouls fournira une valeur pronostique plus sûre que la constatation de la température dans les cas si nombreux de fausses défervescences.

Mais avant de montrer quelles variations de vitesse ou de forme subit le pouls dans la convalescence de la pneumonie franche infantile, nous croyons utile de rappeler quelle est la physiologie normale du pouls chez les enfants.

Pour la vitesse aux différents âges, Landois et Steiner donnent les tableaux suivants :

	Moyenne	maxima
1 an	134	165
3 ans	108	
5 ans	90	100
7 ans	90	
11 ans	80	98
15 ans	71	

1 an	134
2 ans	110
4 ans	108
8 ans	94
10 ans	92
12 ans	90
14 ans	86

ou plus simplement suivant Roger :

Première année 80 à 120.
Première enfance 80 à 110.
Seconde enfance 80 à 90.

Le pouls varie donc considérablement suivant l'âge. Il varie également suivant le sexe, puisqu'il est un peu plus rapide chez la petite fille que chez le garçon — suivant les heures de la journée ; ainsi suivant Budge et Landois, le pouls subit une légère augmentation de rapidité de six à dix heures du matin, un léger ralentissement vers deux heures, une nouvelle rapidité de trois à huit heures du soir; variations d'ailleurs bien plus accentués chez les malades. En outre il faut tenir compte de l'émotion : tel est le « pouls du médecin » qui marque vingt à vingt-cinq pulsations de plus par minute. A l'hôpital ce « pouls du médecin » se manifeste après la visite. Sans doute la présence du chef de service, accompagné de sa brillante et parfois bruyante suite d'élèves, a une influence énorme sur l'imagination — et la circulation — de l'enfant. Car en relevant le pouls avant et après la visite, nous avons trouvé des écarts tout à fait imprévus. C'est ainsi que dans l'observation XIX, le pouls pris avant et après la visite, c'est-à-dire à 8 heures et demie et à 11 heures et demie, donne le 9e jour de la maladie, 80 et 96, le 10e jour, 60 et 112, le 12e, 72 et 100 enfin le 13e, 70 et 104.

Dans l'observation XXIII, le 6e jour de la maladie 100 P avant la visite, 112 P. après, le 7e jour 96 et 104. — Dans l'observation XVI, le 16e jour 64 et 95. — Dans l'observation XXXVII, le 12e jour 80 et 120. — Dans l'observation XVII, le pouls passait le 18e jour de 76 à 112, le 19e de 68 à 132, le 22e jour de 80 à 100; etc. Ainsi sans autre raison apparente que la visite, car nous ne pouvons accuser la petite variation matinale signalée par Budge et Landois, la vitesse du pouls peut doubler : 68 et 132. Dans ce dernier cas cela nous paraissait si extraordinaire que croyant à une erreur, nous avons pris plusieurs fois le pouls et pendant le sommeil de l'enfant. On voit donc de quelle importance est le moment où l'on pratique cet examen. — Un autre genre de difficultés, c'est que le pouls des jeunes sujets est tellement dépressible, surtout chez les sujets faibles, que les battements sont suspendus par la simple application des doigts. D'où en principe, il faut simplement effleurer l'artère.

Il est donc de tout intérêt si l'on veut avoir des résultats comparables de commencer l'examen du malade par l'exploration du pouls. Si l'enfant sommeille on peut explorer la temporale (Chaix, thèse de Lyon), Roger dit même que souvent l'inspection seule de la carotide suffit.

CHAPITRE PREMIER

Pouls pendant la période fébrile.

Lorsque la température s'élève à 39°8 et 41° le pouls oscile entre 110 et 130. Chez l'enfant le nombre des pulsations est plus élevé que chez l'adulte, 22 fois sur 47. Royer (1844) trouva 133 pulsations au lieu de 100, moyenne du pneumonique adulte (Bouillaud). Damaschino déclare que la fréquence du pouls n'est pas extrême dans la pneumonie chez l'enfant. D'après lui on compterait 116 à 120, rarement 130 à 140. Si nous prenons la moyenne de nos observations où le pouls a été noté à cette période, nous trouvons 137, chiffre qui paraît élevé, mais nous ne comptons ainsi que les maxima. Au contraire, si nous additionnons l'ensemble des chiffres relevés dans les mêmes observations, nous ne trouvons plus que 126 comme moyenne, 26 fois le nombre des pulsations était inférieur à 120 et 56 fois supérieur à 130. Ces chiffres découlent de 124 notations, prises à toute période avant la défervescence, chez des enfants de tout âge, de quelques mois à 15 ans. Il est ordinaire, dit Grisolle, dans la pneumonie qui atteint les enfants dans les deux ou trois premières années de la vie, de compter de 140 à 180 pulsations, jamais moins de 120. Ce dernier chiffre se retrouve d'ordinaire de 6 à 15 ans, même chez les sujets qui guérissent. Dans les cas où la maladie a une issue funeste, le pouls acquiert, surtout dans la première enfance, une fréquence telle qu'il devient impossible de le compter exactement ; on l'a vu s'élever alors à plus de 200 battements. Mais cette terminaison est rare dans la pneumonie croupale infantile, et nous n'en avons jamais été le témoin.

En résumé, pendant cette période, le pouls est fort, plein, dur ; il est en général régulier, et si rapides que soient les pulsations, on peut toujours les compter.

Porte (thèse de Lyon) et Perret,, dans la *Province Médicale de Lyon,* ont signalé au début de cette période, un fait intéressant au point de vue du diagnostic différentiel ; c'est le rapport de la respiration au pouls. Alors que chez l'enfant, le rapport normal oscille entre 3, 5 et 4, dans la pneumonie, il varie entre 1, 8 et 3,4, la moyenne variant de 2 à 2,5. Ce serait donc un signe important, par exemple, dans les cas de pneumonie se présentant d'abord ave 'es symptômes de fièvre typhoïde ou de méningite. En outre, pour les mêmes auteurs, dès que le rapport approche de la normale, autrement dit lorsque le pouls bat plus vite ou que la respiration est moins rapide, on a affaire à une pneumonie secondaire, grippale, non franche, à mortalité très élevée ; Ce qui, on le comprend, est de la plus grande importance pour le pronostic.

CHAPITRE II

Du pouls pendant la défervescence

On sait que la défervescence vraie se fait du 5e au 7e jour. Lorsqu'elle va avoir lieu, l'enfant montre un visage pâle et défait, il est dans une véritable prostration, les mains se couvrent de moiteur, le cou de sudamina, et la température descend en quelques heures de 40° à 37°, pour s'y maintenir, à moins qu'elle ne tombe plus bas. Que devient le pouls en ce moment et dans la suite? C'est précisément sur cette période de la pneumonie franche des enfants que nous avons porté notre attention. Nous avons vu que le pouls, lui aussi, tombe brusquement et rapidement, et il suffit, pour s'en rendre compte, de jeter un coup d'œil sur les tracés IV, V, XII, mais seulement dans les défervescences vraies, car dans les rémissions qui les précèdent d'un jour ou deux, il en est autrement — que parfois, mais rarement, il est en retard de quelques heures sur la température, comme dans l'observation XLII; — qu'il tombe souvent d'emblée au-dessous de la normale comme la température, ainsi, dans l'observation V, le pouls ne bat plus que 52 fois, le jour de la défervescence, dans l'observation VIII la température tombe brusquement à 36° et le pouls à 50 ; — qu'enfin il est petit, fuyant, arythmique et très souvent ralenti. Nous allons examiner ces diverses propositions en détail.

Il ne faut pas confondre la vraie défervescence avec les rémissions pseudo-critiques, dans celles-ci le pouls suit rarement la température. C'est là ce qui faisait dire au Dr Belugou (1) qui l'avait observé sur plusieurs pneumoniques adultes : la mensuration du pouls dans la pneumonie a une valeur plus sûre que la constatation de la température. Cela a son importance si l'on veut être fixé sur l'époque vraie de la défervescence, car c'est surtout chez l'enfant (Lépine) (2) qu'on a signalé la possibilité de rémission, survenant surtout le matin, irrégulièrement d'ailleurs, pouvant faire croire à une défervescence précoce. Mais alors si la température baisse, le pouls ne diminuera pas de vitesse, quelquefois même il devient encore plus rapide, et c'est ce contraste qui permet d'éviter l'erreur que le médecin commettrait en annonçant alors la convalescence ; il en est de même de la défervescence procritique au quatrième jour, précédant dans nombre de cas de pneumonie franche la défervescence au septième jour (3). C'est ainsi que dans l'observation XXIII, la température descend le dixième jour, mais le pouls reste plein et rapide — dans l'observation XXIV, même discordance le 8e jour. — Dans l'observation XXVI, le thermo-

(1). In loco citato.
(2). Lépine, dict. Jaccoud, Art. pneumonie.
(3). D'Espine et Picot.

mètre descend brusquement le huitième jour à quatre heures du matin, mais le pouls continue à marquer 140 pulsations par minute.

Dans tous ces cas, le pouls ne suit réellement la température qu'au moment de la défervescence vraie, aussi Jaccoud a-t-il raison de dire dans ses cliniques : les fausses défervescences ne sont accompagnées d'aucune amélioration dans l'état du malade ; la lésion elle-même pendant l'apyrexie suit son cours, et j'ajouterai le pouls ne se ralentit pas plus que le souffle ne diminue d'intensité.

Ce n'est cependant pas là une règle absolue. Chez les adultes, il existe souvent un parallélisme complet entre la marche de la température et celle du pouls. En voici un exemple intéressant pris dans la *Revue de Médecine* (1).

Pneumonie chez un adulte de 21 ans :

4e jour		T. 40°	P. 104	
5e jour		T. 37°	P. 76	1re défervescence.
6e jour	matin	T. 40°	P. 96	
	soir	T. 37°	P. 60	2e défervescence.
7e jour		T. 39°7	P. 80	
8e jour		T. 37°	P. 56	défervescence vraie.
9e jour	matin	T. 36°8	P. 62	
	soir	T. 36°9	P. 58	

Nous citons cette observation, car elle est typique. Chez les enfants nous en avons un exemple dans

(1). Bertrand. Anomalies du type fébrile dans la pneumonie fibrineuse. 1889.

l'observation XXVII (enfant de 5 ans) la température tombe à 37°2 le pouls bat 100 fois; le lendemain la température remonte à 39°2. et le pouls bat 128 fois, enfin la défervescence vraie se fait avec 37° et 100 pulsations; de même dans l'observation XXIV (enfant de 7 ans). Il y a une fausse défervescence le 7e jour et le pouls ne marque plus que 96 pour continuer à se ralentir les jours suivants. Il est vrai que chez ce malade le nombre des pulsations n'avait jamais été élevé.

Pageault dans une thèse sur les pneumonies à poussées successives chez les adultes (1) a rapporté des faits de discordance ou de parallélisme, du pouls et de la température. Il signale dans le dernier cas la possibilité d'une fièvre pneumonique. Pour nous, nous avons relaté l'observation d'une pneumonie franche à poussées successives. A chaque rémission complète, le pouls redescendait à la normale et même au-dessous (voir l'observ. XXXII).

En résumé, chez les enfants, il est rare que dans la fausse défervescence, le pouls se ralentisse en même temps que la température baisse, et la loi de Jaccoud, que nous avons énoncée, s'y trouve confirmée encore plus souvent que chez les adultes.

(1) Thèse de Montpellier, 1889.

CHAPITRE III

Ralentissement du pouls.

Un des phénomènes les plus remarquables de la convalescence, c'est la lenteur du pouls qui se rencontre fréquemment et peut aller à un degré extrême. Cette bradycardie se voit dans la convalescence de nombreuses affections, le rhumatisme articulaire aigü, la variole, les épanchements pleuraux, et surtout la fièvre typhoïde. Nous ne nous occupons ici que du ralentissement dans la pneumonie franche, croupale, des enfants.

Il fut d'abord attribué à des causes étrangères à l'affection. Charvot (1) écrivait, en 1871 : lorsqu'une médication ne vient pas entraîner la marche ordinaire de la crise et de la convalescence, le nombre des pulsations tombe à peine au-dessous de la normale, et le pouls reprend presque aussitôt sa fréquence habituelle. De même Truffet (2) accusait les médications antipyrétiques et la digitale de provoquer le ralentissement du pouls. Nous nous inscrivons en faux contre de telles

1. Thèse de Paris, 1871.
2. Thèse de Lyon, 1881.

assertions, au moins en tant qu'absolues, puisque nos malades ne prenaient ni digitale, ni quinine, ni antipyrine. Pendant la période aiguë, de la balnéation, le plus souvent tiède, un émélo cathartique, des ventouses sèches, tel était le traitement de nos malades. Souvent aussi on leur donnait du calomel comme purgatif, la plupart des petits enfants arrivant à l'hôpital avec de la constipation et des vomissements. Il n'y a rien selon nous dans cette thérapeutique qui soit susceptible d'amener une bradycardie parfois si accentuée et d'une durée si longue. Bien plus ce n'est pas dans les premiers jours de la convalescence, mais souvent longtemps après, lorsque nos petits malades sont soumis simplement à une bonne alimentation et au repos que nous voyons cette lenteur du pouls la plus marquée. La plupart de nos malades quittent l'hôpital avec leur ralentissement du pouls.

Quant à sa fréquence, sur 50 observations que nous relatons, nous l'avons relevé 37 fois. Nous sommes convaincus qu'on le rencontrerait plus souvent encore si on le cherchait. Il existe chez les tous jeunes enfants (Observ. XXXVII et XXXVIII) comme chez les plus grands, et à toute période de la convalescence même lorsque cette convalescence paraît terminée. Dans l'observation VII, chez une fille de 12 ans et demi, le pouls est à 54 huit jours après la défervescence et à 60 dix jours après. Dans l'observation XII, la lenteur est encore plus grande quoique l'enfant soit plus jeune : 42 pulsations après huit jours. Nous trouvons le même chiffre chez un garçon de 14 ans, trois jours après la chute de la température.

Quant au moment où cette lenteur est la plus considérable, il est impossible de le déterminer. Il varie avec chaque observation, ainsi nous avons trouvé le nombre des pulsations le plus bas : Une fois le jour même de la défervescence et le lendemain, 3 fois le troisième jour, 2 fois le quatrième, 3 fois le cinquième, 3 fois le sixième, enfin 2 fois le huitième jour et une fois le neuvième. Il semblerait donc que c'est vers le cinquième ou sixième jour de la défervescence vraie que la circulation est la plus ralentie, et qu'après une huitaine de jours elle tend à reprendre sa vitesse normale.

Discussion. — On a donné plusieurs théories sur la pathogénie de ce ralentissement. Nous avons déjà rejeté l'explication de ceux qui attribuaient la bradycardie à l'action médicatrice. Nous ne nions pas qu'il existe des médicaments dont l'effet sur le cœur est modérateur ; tout le monde connait l'action dans ce sens de la digitale, de l'aconit, de l'opium, etc. Mais dans la convalescence de la pneumonie, on ne saurait les mettre, du moins exclusivement, en cause, puisque nos malades n'étaient pas soumis à cette influence. Nous ferons une exception pour les observations X et XII, les petits malades qui en font le sujet et qui montrent un ralentissement très accentué, avaient pris nous devons le reconnaître, de dix à vingt gouttes de teinture de digitale dans un julep.

Cadet de Gassicourt accuse la pauvreté, l'aglobulie du sang. D'autres, les troubles mécaniques produits par la gêne de la circulation dans l'appareil pulmonaire.

Hirtz et Lévy (1), dans une série d'articles fort intéres-

1. *Gazette des Hôpitaux*, 1895. Pouls lent.

sants, ont rassemblé les diverses théories et cherché à démêler les causes vraies de la bradycardie en général.

Pour eux, le ralentissement ne peut relever que de deux ordres de causes :

désordres dans le système circulatoire
— dans le système nerveux.

Dans la première série, il font jouer un rôle important à l'anémie. Dans la seconde, au surmenage. Ils y rattachent l'épuisement nerveux dans les maladies graves : « Dans la convalescence des maladies aiguës, disent-ils, il est évident que le système nerveux, épuisé par des semaines de fièvre, de troubles ataxiques ou adynamiques, n'a pas une action moins franche et moins caractérisée (que le surmenage). »

Si on peut expliquer ainsi la bradycardie dans la convalescence de la fièvre typhoïde, où les malades sont considérablement éprouvés, il n'en saurait être de même dans la pneumonie franche qui dure quelquefois trois ou quatre jours, sans que le malade souffre beaucoup. Ce ne sont pas d'ailleurs les pneumonies en apparence les plus graves ou les plus longues qui amènent le plus fort ralentissement. Ainsi dans les observations I, V, la pneumonie dura cinq jours et l'on trouve 50 pulsations environ au onzième jour. Dans l'observation IX, la période aiguë n'a duré que cinq jours également, et la lenteur la plus grande s'observe au dix-neuvième jour. Enfin dans l'observation XIII, elle dure quatre jours, et le huitième, la lenteur du poumon était à son maximum.

Si les irritations des nerfs plus prolongées ou plus profondes ont une action sur les centres d'arrêt, les excitations nerveuses légères provoquent au contraire le réflexe accélérateur.

Puisque la thèse nerveuse ne nous donne pas d'explication suffisante, voyons la théorie circulatoire. Faut-il attribuer la bradycardie à la pauvreté ou à la surabondance du sang, qui produiraient les mêmes effets, ou à l'insuffisance d'oxygénation? Serait-ce la gêne de la circulation dans le poumon hépatisé? Les expériences de Marey sur la tortue, qui montrent si clairement que les battements sont d'autant plus rares que la résistance c'est-à-dire la pression est plus grande, semblent donner quelque apparence de raison à cette dernière théorie. De plus, le passage, — lors du retour de l'hépatisation à l'état normal, — de l'exsudat dans le système lymphatique et circulatoire, maintiendraient cette pression suffisamment élevée et assez longtemps, comme dans les cas où le souffle s'entend encore longtemps après que la résolution s'est faite. Ce ne sont malheureusement que des apparences. S'il en était vraiment ainsi, c'est lorsque l'hépatisation est la plus complète, ou lorsqu'on entend ces bouffées de gros râles sous-crépitants de retour, que la circulation, au point de vue mécanique, devrait se trouver gênée le plus. Or nous avons constaté que le ralentissement se manifeste surtout alors que l'état général et l'état local sont excellents, alors que tout paraît être remis en ordre.

Serait-ce une lésion du myocarde, comme on en trouve parfois dans la fièvre typhoïde, la variole ou la diphtérie? Nous ne connaissons pas de mort subite dans la pneumonie franche des enfants, et nous ne possédons aucune autopsie qui vienne à l'appui de cette idée.

Nous préférons en chercher l'explication dans une autre série de faits, fort bien rassemblés par Hirtz et Lévy et attribuer le ralentissement de la convalescence, comme notre maître M. Comby l'a fait pour l'urémie, à l'action d'un poison. Ainsi ce phénomène serait dû à l'action de produits toxiques, à une irritation, une excitation de l'appareil modérateur, soit sur le pneumo gastrique, soit sur le noyau bulbaire ou les ganglions intra-cardiaques, par les toxines, les déchets du pneumocoque. Cela expliquerait au moins pourquoi le ralentissement se manifeste après la défervescence. Comme dans la diphtérie il faut un assez long temps à l'organisme pour se débarrasser de ces produits, et tout le temps qu'ils restent dans la circulation, ils peuvent exercer leur influence néfaste. Pendant la période aiguë, le noyau hépatisé est fermé à la circulation, et le pouls n'est pas soumis à l'action de ce poison, il se ralentit lorsque les râles de retour annoncent que le poumon recommence à fonctionner. Peu importe que cette action s'exerce exclusivement sur une portion nerveuse centrale ou périphérique, qu'elle excite de préférence les noyaux accessoires des nerfs mixtes, ou le ganglion de Ludwig, qui représente le centre frénateur intra-cardiaque.

Huchard, après Bernheim, dit que le poison typhique agit à la façon de la digitale, des acides biliaires qui ralentissent le cœur par irritation de son centre modérateur; à plus forte dose, ce poison agit encore, comme la digitale à dose toxique, en produisant une accélération paralytique du cœur. Cette comparaison est également juste pour le poison pneumonique. Ainsi dans les pneumonies mortelles, disait Grisolle, le pouls acquiert une fréquence telle qu'il devient à peu près impossible de le compter exactement.

CHAPITRE IV

De l'arythmie.

C'est sans doute la même cause, le poison pneumonique qui fait le pouls petit, fuyant, et inégal. La petitesse du pouls est signalée par tous les auteurs, mais il n'en est pas de même de l'arythmie. Et pourtant elle est très fréquente, nous l'avons notée en effet dans presque toutes nos observations. Grisolle la considérait, dans la période aiguë, comme d'un heureux augure. Pour Jules Simon au contraire, les irrégularités du pouls et du cœur n'ont aucune signification, c'est un phénomène banal. Cadet de Gassicourt dit en parlant de la fièvre typhoïde : « les irrégularités du cœur n'impliquent nullement la gravité de la maladie. L'irrégularité est très fréquente au déclin et dans la période de guérison de cette affection, comme dans la convalescence des maladies infectieuses aiguës ». Dans ces affections, nous faisons rentrer la pneumonie.

L'arythmie y est très fréquente, ainsi sur les 30 observations inédites que nous publions, nous relevons l'arythmie 26 fois. Si dans les observations que nous avons recherchées dans la littérature médicale l'arythmie n'est jamais notée, il ne faut pas en conclure qu'elle n'existait pas, c'est tout simplement, comme d'ailleurs pour le ralentissement, que les auteurs n'ont pas porté leur attention de ce côté.

Quant à la période de la convalescence où cette arythmie est la plus fréquente, nous n'avons pas trouvé de règle fixe à cet égard. Elle apparaît aussi bien le lendemain ou le jour même de la défervescence que que huit jours après. Nous l'avons constatée dans un cas pendant 15 jours, à cette date le pouls redeviendrait régulier. Elle mettrait donc plus de temps à disparaître que le ralentissement, puisque nous n'avons guère observé ce dernier après huit jours de convalescence.

Enfin elle peut se rencontrer parfois, comme l'avait vu Grisolle, pendant la période fébrile, (voir l'observation XXXVII), mais plus rarement.

Cette irrégularité du pouls de la convalescence se manifeste dans sa vitesse et dans sa forme. Le pouls varie dans sa vitesse, c'est-à-dire dans son rhythme, tantôt les pulsations se ralentissent au point que l'on a la sensation d'un arrêt du cœur; mais le pouls reprend vite sa marche normale; tantôt au contraire les pulsations se précipitent, elles semblent chevaucher les unes sur les autres, et il devient difficile à moins d'une grande attention de les compter, de les séparer dans la sensation confuse qu'en donne le doigt. Puis ce désordre disparaît et le rhythme redevient régulier, généralement ralenti d'ailleurs.

Quelquefois cette arythmie est en quelque sorte rhythmée; ainsi dans l'observation XXXII, l'arythmie se manifeste toutes les trois ou quatre pulsations. Nous l'avons notée également chez le malade de l'observation XLIII, le pouls était extrêmement irrégulier comme vitesse et comme force, mais avec des intermittences à peu près également espacées.

Le pouls est irrégulier également dans sa forme, c'est-à-dire que tantôt il est plein et bien frappé, tantôt au contraire il fuit sous le doigt, ou prend des apparences de polycrotisme.

Quelle est la cause de cette arythmie? Nous l'avons dit. Le poison pneumonique pendant tout le temps que l'organisme met à l'éliminer exerce son influence perturbatrice sur les centres nerveux qui tiennent en équilibre les mouvements accélérateurs ou modérateurs du cœur.

CHAPITRE V

Pronostic.

Y a-t-il une signification à donner à ces troubles de la circulation au point de vue du pronostic? Nous avons dit que chez les enfants la pneumonie franche a, en général, une terminaison favorable, par conséquent ni l'arythmie, ni la bradycardie ne sauraient avoir de conséquences fâcheuses immédiates. Nous avons vu ces petits malades chez lesquels l'irrégularité était la plus grande, comme le ralentissement le plus marqué, agir, manger et jouer comme les autres enfants en convalescence d'affections légères.

Presque tous, sinon tous, partaient, quittaient le service, en apparence absolument guéris, et emportant cependant ce reliquat de leur pneumonie.

Mais si ces troubles objectifs n'ont à cette période de la vie aucune influence néfaste manifeste, il serait intéressant de suivre les malades et de rechercher si dans la suite, ils ne sont pas plus sujets que les autres aux affections cardiaques. Si durant la convalescence de la pneumonie, on ne rencontre pas de souffle organique du cœur peut-on affirmer qu'il n'y a aucune lésion matérielle et que cette lésion n'évolue pas, comme cela est fréquent pour le cœur, lentement mais sûrement. Nous avançons ces idées très timidement, mais nous croyons néanmoins qu'il serait intéressant de rechercher systématiquement l'influence de la pneumonie de l'enfance dans les affections cardiaques.

Dans tous les cas, en attendant que ces assertions soient démontrées, puisque ces troubles sont sans influence apparente sur la santé générale, il est bon de ne les combattre par aucune médication spéciale. Il suffit d'alimenter et de tonifier l'enfant comme après toutes les pyrexies graves.

OBSERVATIONS

OBSERVATIONS

OBSERVATION I

Due à l'obligeance de M. le docteur Comby,
(Hôpital Trousseau.)

Pneumonie franche de la base gauche. — Défervescence au 7e jour. — Ralentissement du pouls. — Bains à 25° 20°.

Léontine Baud..., âgée de 11 ans, entre salle Blache, n° 6 le 26 mars 1896.

Elle a été prise subitement le 22 d'un violent point de côté gauche avec toux persistante et constipation.

A son entrée, on constate en arrière, à la partie inférieure du poumon et à gauche, de la submatité et un souffle tubaire La température atteint 40°, le pouls 140, la respiration 54. A partir du 28 au soir la température descend, et la défervescence est complète le 30 mars avec 37°,1 et P. 80. Le pouls donne encore les jours suivants des chiffres au-dessous de la normale : 70 — 54 — 70 enfin 80 le jour de son départ.

OBSERVATION II

(Roche. Thèse de Lyon, 1881.)

Pneumonie du sommet droit. — Herpès naso-labial au 2e jour. Défervescence au 6e jour. — Léger ralentissement du pouls.

Auguste P... 6 ans, entre à l'hôpital le 2e jour de sa maladie avec une température élevée, un peu de toux, de l'inappétence. Le pouls ne dépasse pas 120. Les signes stéthoscopiques : souffle tubaire et râles crépitants, n'apparaissent que le 5e jour. Le 6e la température tombe brusquement à 37°4, le pouls à 104, les sueurs sont abondantes, la faim a reparu. Pendant la résolution on compte successivement le 7e jour 100, le 8e et le 9e 80, enfin le jour de sa sortie, 96.

Le ralentissement est à peine marqué, mais d'un autre côté on ne comptait que 110 et 120 pulsations pendant que la température s'élevait à près de 41°.

OBSERVATION III

(Docteur Comby. Hôpital Trousseau.)

Pneumonie du sommet gauche. — Défervescence le 6e et 7e jour. — Arythmie. — Bains à 25° — 20°.

Marguerite D..., âgée de 3 ans 3 mois, entre salle Blache le 17 février 1896, au 4e jour de sa maladie. Souffle tubaire à gauche vers le bord interne de l'omoplate. Défervescence en deux jours, le 6e jour le pouls est redevenu à peu près normal mais il est très irrégulier 96.

OBSERVATION IV

(Docteur Comby. Hôpital Trousseau).

Pneumonie franche du sommet gauche. — Défervescence le 10e jour. — Sudamina le même jour. — Hypothermie. — Ralentissement du pouls et arythmie. — Bains froids.

Léon D..., âgé de 8 ans, a depuis huit jours de la fièvre, du délire, de la diarrhée, des vomissements, des maux de tête.

A son entrée on trouve un foyer de pneumonie dans l'aisselle gauche, avec râles crépitants, souffle prononcé et submatité. Du 6 au 12 avril, (il était entré le 2) l'état général s'améliore et il sort guéri le 16.

(Voir le tracé du pouls et de la température).

Avril 1896	[illegible]	3	4	5	6	7	8	9	10	11
Jours de la Maladie	8	9	10	11	12	13	14	15	16	17

P	T
130	41°
120	40°
110	39°
100	38°
90	37°
80	36°
70	35°
60	

Observation IV.

OBSERVATION V

(Docteur Comby, Hôpital Trousseau).

Pneumonie franche du sommet gauche. — Herpès labial. — Défervescence au 6e jour. — Sudamina. — Ralentissement du pouls. — Arythmie. — Bains à 30°.

Louis Guill... 8 ans, entre le 17 mai 1896, salle Barrier, n° 28.

Le 18 on trouve à gauche, un souffle tubaire s'entendant jusqu'à la base du poumon avec des râles crépitants et des frottements à la base.

Le souffle tubaire persiste malgré les gros râles de retour qui apparaissent le jour de la défervescence et de nombreux sudamina au cou. Chez ce malade le pouls longtemps ralenti après la défervescence a été extrêmement irrégulier pendant tout le temps que le malade est resté à l'hôpital.

(Voir le tracé).

Mai 1896	17	18	19	20	21	22	23	24
Jours de la Maladie	4	5	6	7	8	9	10	11

P	T
130	41°
120	40°
110	39°
100	38°
90	37°
80	36°
70	35°
60	

Observation V

OBSERVATION VI

(Docteur Comby, Hôpital Trousseau.)

Pneumonie franche de la base gauche. — Défervescence au 6e jour. — Ralentissement du pouls. — Arythmie. — Antécédents personnels. — Bains à 20°.

Eugène Fey..., 13 ans, entre le 2 mars 1896 à l'hôpital. Il a déjà été soigné dans le service à 10 ans 1/2 pour une pneumonie qui a duré 15 jours.

Depuis trois jours, vomissements, céphalalgie, anorexie. Hier point de côté, dyspnée, sommeil agité, délire.

3 mars, T. 39°6. Souffle dans l'aisselle gauche avec frottements pleuraux en avant à la base. Traces d'albumine. Légère angine.

Le 4 mars, plus de souffle, mais les frottements persistent. Il sort guéri le 12 mars.

Le 8e jour, soit le 2e jour après la défervescence P. 72 et très irrégulier, le 9e, 78, le 10e, 60, le 11e, 92, le 12e et le 13e, 84, la température restant sensiblement à 37°. De plus le pouls, pendant tout ce temps, était irrégulier.

OBSERVATION VII

(Docteur Comby, Hôpital Trousseau.)

Pneumonie franche du sommet droit. — Défervescence le 8e jour. — Ralentissement du pouls. — Arythmie. — Pas de bains.

Marie Bl... 12 ans /12. Entre le 30 janvier 1896, salle Blache, n° 29.

Elle a été prise brusquement le 28 janvier de vomissements d'abord alimentaires, puis bilieux, elle souffrait d'un point de coté au mamelon droit, toussait un peu, en même temps elle était constipée.

Le 31 janvier, on trouvait un souffle tubaire en avant à droite au-dessus du mamelon, et dans l'aisselle. T. 39°3, P. 142.

Le 1er février, les râles crépitants apparaissent dans l'aisselle T. 39°6. P. 144.

Le 4 février (8e jour de la maladie) la température tombe à 37° et le pouls à 84. La respiration qui était à 66 passe également à 36. Râles de retour en avant.

Les jours suivants l'état général et l'état local vont en s'améliorant; le pouls est encore le 11e jour à 80, le 16e à 54, le 18e à 60. En outre il y avait de l'arythmie marquée, principalement le 13e et le 18e jour.

On voit, par cette observation, comme les irrégularités de la circulation durent longtemps, puisque la petite malade présentait encore de l'arythmie, dix jours après que la pneumonie était entrée en résolution.

OBSERVATION VIII

(Docteur Comby. Hôpital Trousseau.)

Pneumonie franche du sommet droit. — Rémission pseudo-critique le 7e jour. — Défervescence le 8e jour. — (Chute de 3 degrés). — Ralentissement du pouls. — Arythmie répétée toutes les trois ou quatre pulsations. — Bains à 25° 20°.

Paul G... 3 ans. Entre le 13 février 1896, salle Barrier n° 16.

Atteint brusquement, il y a 5 jours de vomissements, maux de tête, fièvre, toux et constipation.

Le 14 février on constate un souffle tubaire dans les fosses sous et sus-épineuses, T. 39°6, le soir 40°5. P. 150.

Le 15 la température tombe à 38°6, pour remonter le soir à 40°2. Ce n'est que le lendemain que le thermomètre descend définitivement, il passe de 40°2 à 37°.

Les jours suivants il y a de l'hypothermie. On constate le 18, 72 pulsations, le 22, même chiffre. Le pouls est irrégulier, mais cette arythmie apparaît assez régulièrement toutes les trois ou quatre pulsations.

OBSERVATION IX

(Docteur Comby, Hôpital Trousseau.)

Pneumonie du sommet droit. — Défervescence le 6e jour. — Ralentissement du pouls. — Arythmie. — Bains à 25°-20'.

Louise Gal..., 3 ans et demi. Entre le 13 mars 1896 à l'hôpital, salle Blache, n° 19.

Depuis quatre jours elle se plaint de nausées, de mal à la tête, elle est agitée la nuit, et elle tousse.

Le 14 mars, on trouve, à l'examen, de la submatité, du souffle au sommet droit en avant T. 39°5, P. 150.

Le 15, défervescence. Le pouls a été suivi pendant 15 jours encore. Il était le 12e jour à 84, le 14e à 78, le 19e à 66 et irrégulier.

Ainsi chez cet enfant de trois ans et demi, c'est-à-dire dont le pouls devrait battre normalement de 100 à 110 fois, on ne trouve que 66 pulsations et de l'arythmie, 15 jours après la défervescence de sa pneumonie, qui avait été cependant très courte.

OBSERVATION X

(Docteur Comby, Hôpital Trousseau.)

Pneumonie franche du sommet droit. — Herpès labial. — Défervescence le 8e jour. — Ralentissement considérable du pouls. — Arythmie. — Antécédents personnels. — Digitale et bains à 20°

François Fourn..., âgé de 16 ans, entre salle Barrier n° 2, le 18 juillet 1895, accusant depuis trois jours, des vomissements, de la fièvre, de l'oppression, un point de côté à droite.

Il a déjà eu une pneumonie il y a deux ans et s'enrhume facilement.

19 juillet. Le malade a déliré toute la nuit. Il présente en arrière, au sommet droit, de la submatité, un souffle tubaire et des râles crépitants. Il expectore des crachats rouillés, et présente des vésicules d'herpès aux lèvres, T. 40°6, P. 108.

Le 22 juillet, la défervescence se fait avec de l'hypothermie, quelques râles sous-crépitants, le ralentissement et de l'arythmie. Le malade avait comme traitement vingt gouttes de teinture de digitale dans un julep, et 14 bains à 20°.

(Voir le tracé).

Juillet 1895	18	19	20	21	22	23	24	25	26	27
Jours de la Maladie	4	5	6	7	8	9	10	11	12	13

P	T
110	41°
100	40°
90	39°
80	38°
70	37°
60	36°
50	
40	

Observation X.

OBSERVATION XI

(Docteur Comby. Hôpital Trousseau.)

Pneumonie franche du sommet droit. — Défervescence le 8e jour. — Ralentissement du pouls. — Arythmie.

Edouard Bout... 4 ans et demi, entre le 2 mars 1896 salle Barrier pour un ensemble de symptômes : fièvre, vomissements, point de côté à droite, qui remontent à six jours.

Le lendemain, on trouve de la rubinatité au sommet droit en arrière, un souffle léger et quelques râles crépitants. Il y a ce jour-là une fausse défervescence, ainsi le thermomètre qui marquait la veille 39°1 descend la matin à 37°6 pour remonter le soir à 39°4, le pouls est à 84. La résolution complète n'a lieu que le 6 mars, les jours suivants il y a de l'hypothermie. Le pouls est très ralenti et irrégulier. On ne compte le 8 mars que 64 et le 11 que 60 pulsations.

OBSERVATION XII

(Docteur Comby, hôpital Trousseau.)

Pneumonie franche de la base droite. — Défervescence le 10e jour au soir. — Sudamina. — Ralentissement du pouls. — Arythmie. — Digitale. — 26 bains à 20°.

Blanche Bég... 11 ans, entre salle Blache n° 4, le 27 janvier 1896.

Elle a été prise brusquement le 22 dans la soirée, par un point de côté, de la fièvre, des maux de tête.

Le 28 janvier, l'enfant se plaint de la tête et du côté. Elle tousse beaucoup, elle est constipée, et montre une langue très saburrale.

On trouve à la percussion en arrière dans la moitié inférieure droite, et à l'auscultation en avant des couchers disséminés, en arrière des râles sibilants çà et là, et dans la passe sous-épineuse droite un souffle tubaire et des râles crépitants. Il existe également un foyer de râles fins dans l'aisselle droite. Le pouls est fréquent, la température est à 40° et la respiration à 60.

On donne une potion contenant du rhum, de l'acétate d'ammoniaque et vingt gouttes de teinture de digitale.

Le 31 janvier, le souffle persiste, mais on entend des râles de retour.

Cette malade a été suivie pendant un mois et le 32e jour, soit 22 jours après la défervescence, il y avait encore du ralentissement et de l'arythmie. Cette arythmie n'était pas constante puisque le 12 février, le pouls qui était considérablement ralenti 40-42, était cependant régulier.

(Voir le tracé.)

1896	Janvier 27	28	29	30	31	Février 1	2	3	4	5	6	7	8	9	10	11	12	13	14	15	16	17	18	19	20	21	22		1896
Jours de la Maladie	6	7	8	9	10	11	12	13	14	15	16	17	18	19	20	21	22	23	24	25	26	27	28	29	30	31	32		Jours de la Maladie

Observation XII.

OBSERVATION XIII

(Docteur Comby, hôpital Trousseau.)

Pneumonie du sommet gauche. — Défervescence le 5e jour. — Sudamina. — Arythmie. — Ralentissement du pouls.

Marie Ren..., 13 ans, salle Blache n° 28, entre le 23 avril 1896.

Début brusque le 20 par les symptômes habituels, fièvre et vomissements, toux et point de côté gauche.

Le lendemain de son entrée, la température tombe de 40°4 à 37°8, elle continue à descendre les jours suivants, le pouls marquait le 27, 60 et le 28, 64 pulsations, de plus il était arythmique.

OBSERVATION XIV

(Docteur Comby, hôpital Trousseau.)

Pneumonie de la base gauche. — Défervescence le 7e jour au soir. Arythmie. — Ralentissement du pouls.

Lucien Pat... 5 ans.

Début brusque le 4 mars 1896. A tour à tour de l'anorexie, de la fièvre, un point de côté, de la constipation.

A son entrée, le 6 mars, on trouve de la submatité en arrière à la base du poumon gauche et un souffle tubaire remontant très haut. La température atteint son degré normal le 11 mars en même temps qu'apparaissent les râles sous-crépitants à la base.

On trouve, à partir du 18 mars, pour le pouls les chiffres suivants : 75, 80, 80, 66 et aussi de l'irrégularité.

OBSERVATION XV

(Parrot Gaz. hebdom. de Méd. et de Chir, 1871.)

Pneumonie franche du sommet droit. — Herpès. — Digitale.

Auguste R... âgé de 9 ans, entre le 4e jour de sa maladie à l'hôpital pour de la fièvre et de l'herpès. Le 6e jour on trouvait de la submatité et un souffle tubaire intense à la partie supérieure du poumon droit en arrière, et plus bas des râles crépitants. P. 124.

On donne une potion contenant 12 gouttes de teinture de de digitale.

Le 11e jour le souffle avait disparu et le pouls marquait 92.

Cette observation montre que l'action de la digitale n'est pas infaillible, puisque dans ce cas les battements cardiaques sont normaux.

OBSERVATION XVI

(Personnelle.)

Pneumonie franche du sommet gauche. — Fausse défervescence le 6e jour. — Défervescence vraie le 8e jour. — Ralentissement du pouls. — Arythmie. — Bains à 35°.

Maurice Lev... âgé de 4 ans, entre le 28 mai 1896 dans le service de M. le docteur Comby.

Depuis trois jours il n'a plus d'appétit, il est constipé, il a des vomissements, de la toux, de la fièvre, et même un point du côté gauche.

Le 29 on trouve à l'examen les signes suivants : skodisme en avant à gauche, et en arrière souffle tubaire au sommet, descendant jusqu'à la partie moyenne. Toux piquante T. 39°4, le soir 40°, P. 120.

On donne à l'enfant une potion émétocatastique et on lui fait prendre des bains à 35°. Le lendemain la température tombe à 37°5, mais le pouls reste à 120. Aussi le soir le thermomètre remonte a 39°7 et la défervescence vraie n'arrive que le 1er juin. Le souffle a persisté très longtemps, ainsi que la toux, mais sans râles crépitants. Le pouls, pendant la résolution, a suivi la marche suivante : le 2 juin, 110 ; le 3, 100 ; le 4, 80 ; le 5, 84 ; le 6, 104 (après la visite) ; le 8 juin, 80 ; le 9, 64 avant et 96 après la visite.

En outre, nous avons constamment trouvé le pouls petit et très irrégulier.

OBSERVATION XVII

(Personnelle.)

Pneumonie franche du sommet droit. — Déferxescence le 12e jour. — Ralentissement et arythmie. — Bains à 36°.

Albert Cham... 4 ans, entre le 28 mai, salle Barrier, n° 15 dans le service du docteur Comby, pour des accidents gastro-intestinaux qui durent depuis huit jours et qui avaient fait porter au dehors le diagnostic de fièvre typhoïde.

En l'examinant le 29, on trouve un souffle tubaire au sommet droit en arrière et des râles crépitants à l'inspiration. La température est à 39°9 et l'artère rudrale bat 150 fois par minutes.

Le lendemain chute simultanée du pouls et de la température 37°4 et 90. A partir du 4 mai, les signes physiques ont disparu. Nous examinons chez le malade la variation du pouls avant et après la visite et nous trouvons, le 5 juin 76 et 112; le 6 juin, 68 et 138(!); le 9, 80 et 100, enfin le 10, 80 et 88.

Mais que le pouls soit lent ou rapide il est toujours irrégulier.

Le 13 juin, l'enfant sort avec un pouls plus régulier et remonté à 108.

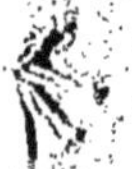

OBSERVATION XVIII
(Personnelle.)

Pneumonie franche de la base droite. — Déferrescence le 5e jour. Sudamina. — Ralentissement du pouls. — Arythmie très accentuée.

1896	Mai 29	30	31	Juin 1	2	3	4	5	6	7	8	9
Jours de la Maladie	2	3	4	5	6	7	8	9	10	11	12	13

P	T
130	41°
120	39°
110	38°
100	37°
90	36°
80	35°
70	
60	

Julien Lam... 4 ans, entre à l'hôpital Trousseau, salle Barrier, n° 18, le 28 mai 1896.

Pris brusquement il y a deux jours par les trois symptômes classiques : fièvre, vomissements et constipation.

Le 30 mai, on entend à la partie moyenne et dans les deux tiers inférieurs du côté droit en arrière un souffle tubaire intense avec des bouffées de râles crépitants, la température est élevée, le pouls rapide et la respiration haletante. On donne au malade des bains tièdes, une potion émito-casthartique et on applique quelques ventouses sèches.

Le 1er juin, défervescence avec sudamina très nombreux.

L'état s'améliore les jours suivants, pendant que les signes stéthoscopiques disparaissent le 4 juin.

Chez ce malade encore, nous avons trouvé une grande différence dans la vitesse du pouls pris avant ou après la visite. (Nous marquons sur le tracé par une croix le nombre des pulsations comptées après la visite).

OBSERVATION XIX

(Personnelle.)

Pneumonie prolongée du sommet droit, — Ataxo-adynamie. — Défervescence au 17° jour. — Arythmie et Ralentissement. — Bains à 30°.

Le nommé Pierre Pav..., âgé de 7 ans et demi, entre dans le service de M. Comby le 14 mai 1896. Depuis deux jours il a des vomissements, mal à la tête, à l'estomac, et il est constipé. Le 15 mai, on trouve un souffle tubaire au somm e droit et en arrière. La température a 39°4 le matin, atteint le soir 40°2, le pouls 130. L'enfant a aussi la perbète.

Les jours suivants apparaissent des râles crépitants, l'état général est mauvais, l'état fébrile persiste, le petit malade est abattu, il a du délire. Le pouls varie entre 110 et 134, sauf le 19 où l'on ne compte que 80 pulsations. Bains à 30°.

Le 21 la température descend à 38°4, on entend un gros râle de retour, la défervescence semble se faire, mais le pouls reste à 120, l'état général ne change pas et la température remonte. On recommence l'administration des bains.

Ce n'est que le 28 que le thermomètre se maintient définitivement à 37°, après une poussée de sudamina et une rémission procritique la veille.

30 mai, le souffle et la matité disparaissent et l'état général devient chaque jour meilleur.

Le pouls, à partir de ce moment, se ralentit chaque jour, et devient très irrégulier. A 100 le 28, il passe à 80 le 1er juin et à 68 le 3 juin. Il est difficile à compter tant il est mou et arythmique.

OBSERVATION XX

(Lignon. Thèse de Montpellier, 1882).

RÉSUMÉ. — *Pneumonie multitubaire chez un garçon de 4 ans et demi. — Chute de la température au 4e jour, avec pouls remontant de 120 à 184. — Nouvelle ascension. — Défervescence vraie le 10e jour de trois degrés et demi 39°9 à 38°4. — Avec pouls ne battant plus que 96 fois.*

OBSERVATION XXI

(Docteur Comby, hôpital Trousseau.)

Pneumonie franche du sommet droit. — Défervescence en lysis. Ralentissement et arythmie.

Paul Franch... 6 ans et demi, entre le 14 mai 1896, au 6e jour de sa maladie avec un souffle tubaire au sommet droit, la température est à 39°2, le pouls à 120.

Le lendemain la température descend à 37° pour remonter à 38°6. Elle continue ainsi les jours suivants gagnant chaque matin une fraction de degré, jusqu'à s'établir définitivement à 37° le 12e jour. Le pouls a varié entre 72 et 80, et a été irrégulier.

OBSERVATION XXII

(Docteur Comby, hôpital Trousseau.)

RÉSUMÉ. — *Pneumonie franche du sommet gauche, avec herpès, chez une fille de 7 ans et demi. — Déferrescence au 5ᵉ jour et guérison apparente. — Nouvelle ascension au 7ᵉ jour et déferrescence vraie le 9ᵉ jour. — Arythmie.*

OBSERVATION XXIII

(Personnelle.)

Pneumonie franche du sommet droit. — Rémission procritique. — Déferrescence vraie le 8ᵉ jour. — Arythmie et ralentissement.

Antony Gilb... 7 ans, entré le 7 juin 1896 dans le service du docteur Comby. L'enfant a été pris brusquement le 4 juin par des vomissements, de la constipation, du délire, et des douleurs de la tête et du ventre.

Le 8 juin, on trouve de la submatité au sommet droit, un souffle tubaire léger et des râles crépitants fins à l'inspiration T. 40°3, P. 120.

Jusqu'au 10 au soir, la fièvre sombre, le pouls lui-même suit la progression, l'état général est meilleur, mais les signes locaux sont plus accentués, et le soir la température remonte à 40°. Jusque-là le pouls était plein, régulier. Alors la résolution se fait, les gros râles de retour apparaissent, et le pouls devient petit, lent, irrégulier, difficile à prendre. Cette arythmie, ainsi que le ralentissement persistent jusqu'à la sortie du petit malade.

(Voir le tracé).

JUIN 1896	7	8	9	10	11	12	13	14	
Jours de la Maladie	4	5	6	7	8	9	10	11	

P	T
130	41°
120	40°
110	39°
100	38°
90	37°
80	36°
70	35°
60	

Observation XXIII.

OBSERVATION XXIV

(Maclagan. Edimb. Med. Journ., 1869).

Pneumonie de la base gauche. — Défervescence le 9ᵉ jour après rémission pseudo-critique. — Ralentissement du pouls.

Garçon..., 3 ans, entre au 6ᵉ jour de sa maladie avec crachats rouillés, matité, souffle bronchique et râles crépitants à la fin de l'inspiration, à la base en arrière et à gauche, la température est à 39°3, le pouls à 140. Le lendemain mêmes signes, température à 40°. Le 8ᵉ jour la température tombe à 38°, mais le pouls reste à 120. Le 9ᵉ jour, défervescence vraie râles de retour, hypothermie, pouls à 80 et à 72 le soir.

OBSERVATION XXV

(Maclagan ibid.)

Pneumonie droite. — Herpès au 3e jour. — Défervescence au 6e jour. — Ralentissement du pouls.

Fille..., 14 ans, présente au second jour de sa maladie de la matité en arrière dans les deux tiers inférieurs du poumon droit, ainsi que des râles crépitants fins et une respiration bronchique T. 39°5, P. 124, R. 50.

Les deux jours suivants l'état général est meilleur, mais le pouls remonte à 180 et le 5e jour la température est à 39°6. Enfin la résolution se fait le 6e jour avec la moiteur de la peau, des râles crépitants de retour, un abaissement considérable de la température de 39°6 à 37°, et du pouls qui bat 96 fois.

Le 7e jour le pouls donne le matin 84, et le soir 64.

OBSERVATION XXVI

(William Day, médecin, à Samaritan hospital.)[1]

Résumé. — *Pneumonie fibrineuse de la base gauche chez un enfant de 13 ans. — Fausse défervescence le matin du 8e jour (à 4 heures la température descend de 40°1 à 38°5, mais le pouls demeure plein avec 140 pulsations). — Défervescence vraie le 10e jour. — La température et le pouls tombent à 37°3 et 96 puis 80. — Traitement systématique par les bains froids.*

1. La thèse de Lyon, 1884, Gamny.

OBSERVATION XXVII

(Parrot, *Gazette hebdomadaire* 1871.)

Pneumonie franche de la base gauche. — Herpès labial. — Rémission pseudo-critique. — Marche parallèle du pouls et de la température.

Léon G..., 5 ans, entré, le 6 août 1869, à l'hôpital avec 40°6 et P. 152.

Le 18, herpès aux lèvres.

Le 19, souffle tubaire très limité, vers la pointe de l'omoplate gauche T. 40°6 P. 132.

Le lendemain la température tombe à 37°2 le pouls à 100.

Mais le 21, nouvelle ascension T. 39°2, P. 128.

Enfin défervescence définitive le 22 août, T. 37°, P. 100.

Râles sous-crépitants remplaçant le souffle.

OBSERVATION XXVIII

(Comte. Thèse de Paris, 1892.)

Pneumonie franche centrale. — Herpès Cabdal.

Verns, Charles, âgé de 9 ans, entre le 27 février 1892 dans le service de M. Hutinel. Il est malade depuis deux jours.

1er mars. — T. 40°6; P. 140.

2 mars. — Souffle et râles crépitants dans l'aisselle.

3 mars. — T. 38°8 P. 100. Le soir du même jour le pouls continue à descendre. Mais la température monte à 40°6. Elle redescend le 4 mars, atteint la normale le 5 et ne la quitte plus. L'enfant sort guéri le 10 mars.

L'auteur de la thèse ajoute : Cette observation montre clairement que dans les fausses défervescences le pouls ne suit pas toujours la température et que bien souvent il est meilleur guide qu'elle pour le pronostic.

OBSERVATION XXIX

(Comte, ibid.)

Résumé. — Garçon, 9 ans et demi. Fausse défervescence le 8e jour, de 40° à 37°. Mais le pouls reste à 125. Le soir la température remonte à 39°. Le 9e jour défervescence définitive.

OBSERVATION XXX

(Comte, ibid.)

Pneumonie franche du sommet droit. — Discordance du pouls et de la température.

Marguerite J., 4 ans.

Le 4e jour, foyer soufflant et râles crépitants dans la fosse sus-épineuse droite. Fausse défervescence; le 5e jour, la température tombe de deux degrés, mais le pouls qui était la veille à 130, reste à 126. Le soir du même jour, la température remonte à 39°8.

Crise définitive le 7e jour.

L'auteur cite des observations identiques chez les adultes et les vieillards.

OBSERVATION XXXI

(Comte, ibid.)

Pneumonie franche de la base gauche. — Rémission pseudo-critique avec état stationnaire du pouls. — Léger ralentissement.

Maurice L., 9 ans, présente le 3e jour une fausse défervescence de 40° à 37°7, pendant que le pouls continue à marquer 120. La température remonte à 40°5 le soir même.

Le 4e jour, T. 41°, P. 140.

Le 5e jour, P. 120.

Enfin le 6e jour, défervescence vraie T. 37°6 et 36°9, P. 90.

Le 7e, P. 80.

OBSERVATION XXXII

(Docteur Comby, hôpital Trousseau.)

Pneumonie du sommet gauche à rechutes (trois poussées). Arythmie et ralentissement du pouls entre chaque atteinte.

André Dev., âgé de 5 ans et demi, entre salle Barrier, n°5, le 24 février 1896.

Aucun antécédent héréditaire.

Une bronchite à 18 mois, des accidents urinaires vagues au mois de janvier, et une éruption rubioliforme qui dura trois jours à la même époque.

Le 10 février, l'enfant tousse beaucoup et a de la fièvre (39°). Il entre à l'hôpital avec une bouffissure du visage, de l'œdeme aux membres inférieurs, et des urines rares albumineuses. En outre, on trouve, à l'auscultation, un souffle tubaire au sommet du poumon gauche et quelques râles crépitants quand on fait tousser le malade. La température dépasse 39°, le pouls 140. Le malade a de la diarrhée, de l'otite gauche avec un écoulement abondant, enfin des croûtes d'impétigo dans les fosses nasales.

Traitement : Ventouses sèches et huile de ricin. Le 26, défervescence avec sudamina nombreux et petits à la racine du cou et sur la région épigastrique. Le souffle persiste. Le pouls malheureusement n'a pas été noté, de sorte que nous n'avons, malgré les sudamina, pu prendre cette rémission pour une défervescence vraie. Pour nous c'est une rémission procritique précédant de 24 heures la résolution définitive. Le lendemain soir, la température remonte à 39°2, où d'ailleurs elle ne se maintient pas.

Le souffle tubaire a disparu, le pouls bat 84 fois par minute. Cet état que l'on prenait pour la guérison dure jusqu'au 4 mars.

Le soir on a 150 P. et T. 40°, on entend de gros râles aux sommets.

Le 7 mars, submatité, souffle au même niveau que la première fois. Sudamina nombreux et chute de la température.

Le 8 mars, gros râles de retour.

Du 7 au 19 la guérison s'accentue, le souffle disparaît, le pouls devient très lent comme dans toutes nos observations, en même temps qu'irrégulier.

Le 19 mars, le souffle reparaît toujours dans les deux tiers supérieurs du sommet gauche. La température monte à 40°,

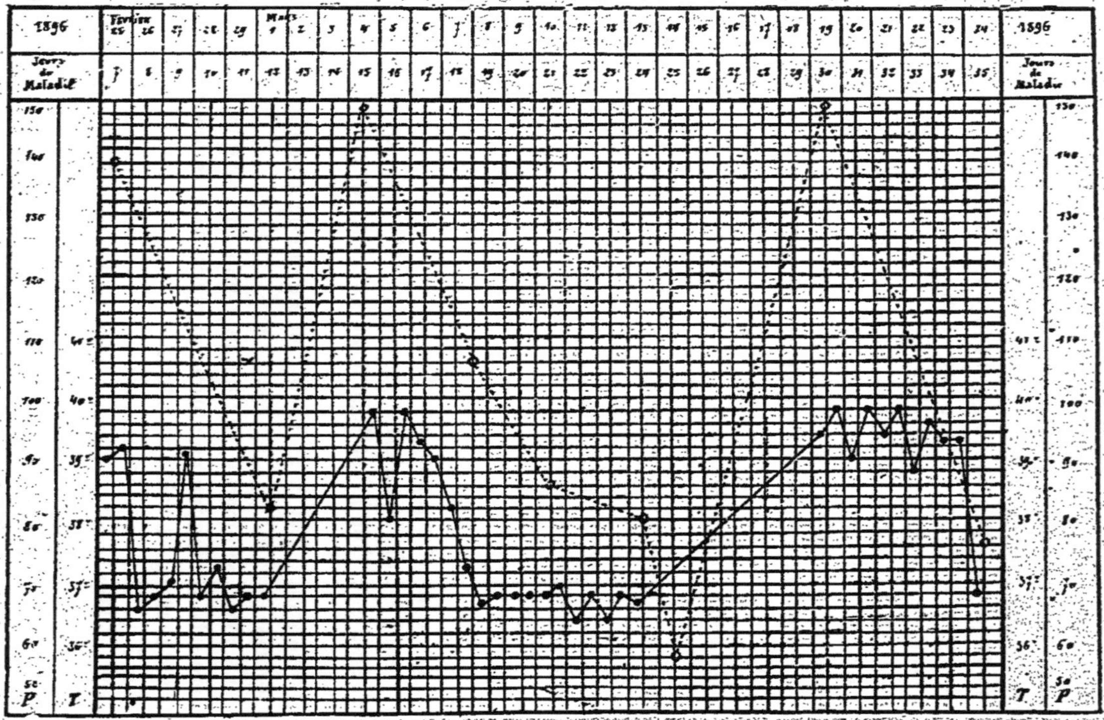

Observation XXXII

le pouls à 150. Cet état se maintient pendant cinq jours, jusqu'à ce que se produise la troisième défervescence, de 39°5 à 37°, le 24 mars, avec pouls 78 et arythmie.

Cette fois la guérison est définitive. Voici donc un cas très net de pneumonie à rechutes s'attaquant au même lobe pulmonaire, avec des intervalles d'apyrexie complète d'une durée la première fois de six jours, la deuxième de onze jours.

Si la pneumonie à rechute est rare, il ne faut pas la nier. Nous avons trouvé dans le Journal de la Société des Sciences médicales et naturelles de Bruxelles, une observation de Tordeus montrant que le retour de l'inflammation dans le même lobe, exceptionnellement il est vrai, est possible.

(Voir le tracé).

OBSERVATION XXXIII

(Porte. Thèse de Lyon, 1893.)

Pneumonie franche avec récidive de l'autre côté.

Cette observation est à rapprocher de la précédente.

C. S..., 10 ans, entre à l'hôpital le 2 février 1891, avec les signes de pneumonie à la base gauche. La température est à 39°, le pouls à 120.

Le lendemain, soit le 7e jour, la température tombe à 37°7 et le pouls à 96.

On voit par là que dans les défervescences vraies le pouls fait de véritables sauts comme la température.

Le 1er mai suivant, mêmes symptômes, mais cette fois à droite T. 41° et P. 120. Donc seconde attaque, séparée de la première par un intervalle de près de deux mois. Le pouls n'a pas été noté pendant la convalescence. Guérison le 15 mai.

OBSERVATION XXXIV

(Lignon. Thèse de Montpellier, 1882.)

Pneumonie lobaire de la base gauche. — Seconde atteinte. Souffle le second jour. — Défervescence brusque le 6e jour.

Fille de 3 ans et demi. Pendant quatre jours la température oscille entre 39° et 40°, le pouls entre 148 et 164. Le 6e jour la température tombe de 40° à 36°4, le pouls de 156 à 104.

OBSERVATION XXXV

(Parrot. *Gazette hebdomadaire*, 1871.)

Pneumonie franche de la base droite. — Herpès labial. — Défervescence le 9e jour.

Emile L..., 12 ans, entre à l'hôpital le 15 janvier 1871.

La veille il a été pris d'un frisson.

Le 16, herpès labial. Toux fréquente, point de côté à droite.

Le 17, souffle tubaire aux deux temps à la pointe de l'omoplate droite, T. 41°2. P. 152.

Les jours suivants, la fièvre persiste, et le pouls se maintient entre 130 et 140.

Le 22, gros râles sous-crépitants de retour, T. 37°4, P. 108. Guérison complète le 28.

OBSERVATION XXXVI

(Parrot. Ibid.)

Pneumonie franche du sommet droit. — Herpès sur les muqueuses labiale et nasale, vulvaire et anale. — Chez une petite fille de 8 ans.

La défervescence se manifeste par un abaissement de la température le 12e jour, de la moiteur de la peau, et le nombre de pulsations passant de 128 à 96, 81 en 24 heures.

OBSERVATION XXXVII

(Personnelle.)

Pneumonie franche du sommet gauche chez un enfant de 13 mois. Arythmie et ralentissement du pouls.

Alfred Len..., entre dans le service de M. Comby, salle Barrier, n° 20, le 1er juin 1896.

Jusqu'à ce moment l'enfant avait été nourri au sein. On l'a sevré il y a 15 jours, et il a eu à ce moment de la diarrhée et des vomissements ; depuis il est resté souffrant.

Le 26 mai, il est pris assez brusquement de fièvre, de vomissements, de diarrhée. Il est très abattu et a un sommeil agité.

2 juin. — Submatité, souffle doux et râles crépitants au sommet gauche dans la fosse sus-épineuse. Toux et dyspnée. La température est à 38°8 le matin et 39°2 le soir. Le pouls 168 est petit, irrégulier, et très difficile à compter.

On lui administre trois bains à 34°.

3 juin. — Un peu d'amélioration. Le pouls est plus fort, mais encore arythmique.

4 juin. — L'état général est meilleur, les signes ont presque complètement disparu. Le thermomètre est à 37°5 et 37°8, le pouls 128.

Le 5 juin, défervescence. Pouls à 80 avant la visite et 112 à 120 après, très variable, arythmique.

L'enfant est très indocile et difficile à examiner.

Il sort guéri le 6 juin.

(Voir le tracé.)

JUIN 1896	1	2	3	4	5	6	"
Jours de la Maladie	8	9	10	11	12	13	"

P	T
170	
160	
150	40°
140	39°
130	38°
120	37°
110	36°
100	
90	
80	
70	

Observation XXXVII

OBSERVATION XXXVIII

(Lignon. Thèse de Montpellier, 1882.)

Pneumonie franche du sommet droit chez un enfant de 22 mois. — Antécédents rhumatismaux et susceptibilité très grande de l'appareil respiratoire du côté de la mère. — Défervescence brusque au 7e jour. — Ralentissement du pouls.

La température pendant 6 jours oscille autour de 40°, le pouls descend assez régulièrement de 140 le 2e jour à 128 et 120 le troisième. Défervescence le matin du 7e jour.

Le matin, T. 37°4, P. 108.

Le soir, T. 37°2, P. 96.

Le 9e jour, T. 37° et P. 96.

Donc marche parallèle de la température et du pouls.

Cette observation montre que la pneumonie peut exister chez les tous jeunes enfants (Parrot la niait complètement). D'ailleurs nous pouvons rappeler à ce sujet l'observation de Viti racontant l'histoire d'un nouveau-né dont la mère venait de succomber à une pneumonie grippale. L'enfant mourut 36 heures après. A l'autopsie outre une pneumonie fibrineuse on trouva de la pleurésie et de la péricardite. Le pneumocoque existait dans le sang, la rate, les poumons et les exsudats.

OBSERVATION XXXIX

(Lignon. Ibid).

RÉSUMÉ. — *Pneumonie lobaire aiguë du sommet gauche chez une petite fille de trois ans. — Antécédents héréditaires (le père a eu deux pneumonies graves). — Etat bronchique antérieur. — Signes sthéthoscopiques le second jour. — Déferveseence le 5e jour, avec sueurs abondantes. — Température passant de 39°5, à 36°5, et le pouls de 124 à 84.*

OBSERVATION XL

(Docteur Comby, hôpital Trousseau.)

Pneumonie franche du sommet droit. — Défervescence le 7e jour. Arythmie. — Ralentissement du pouls. — Bains tièdes.

Gustave Lecl..., âgé de 3 ans, entre salle Barrier, n° 18, le 7 mai 1896.

Il a été pris brusquement, il y a 3 jours, de fièvre, toux, point de côté droit, insomnie, anorexie, constipation.

A son entrée, on trouve de la submatité et un souffle tubaire au sommet droit en arrière.

Mais la température qui était à 39°, descend le 9 mai à 37°, le pouls à 100, puis ce dernier ne bat plus le 13 mai que 80 fois par minute et est irrégulier.

OBSERVATION XLI

(Docteur Comby, hôpital Trousseau.)

Pneumonie franche du sommet gauche. — Défervescence le 5e jour. — Arythmie et ralentissement du pouls. — Bains à 38°.

Adolphe Varm..., âgé de 9 ans, entre salle Barrier n° 2, le 6 mai 1896. On trouve à gauche dans l'aiselle et la fosse sus-épineuse des râles crépitants fins, la température est à 39°2 et 40°, l'artère radiale donne 92 pulsations. Le 8 mai, souffle tubaire. Pouls 100, défervescence le 10 mai. Le pouls est à 66, et très irrégulier le 14 mai.

OBSERVATION XLII

(Docteur Comby, hôpital Trousseau.)

Pneumonie franche du sommet droit. — Chute critique au 8e jour de près de 4 degrés. — Arythmie et ralentissement. — Bains à 25° et 20°.

Esther Coll... 7 ans, entre salle Blache le 9 avril 1896, elle a été prise brusquement il y a 8 jours. Si nous notons la marche du pouls, nous trouvons :

le 10 avril T. 41, P. 140.
le 11 avril T. 36°9, P. 140.
le 13 avril P. 88, le 15 et le 16, 72.
le 18 — 63, le 19, 66 et le 22, 70.

En même temps qu'il est ralenti, le pouls est irrégulier. La petite malade sort de la salle complètement guérie.

OBSERVATION XLIII

(Docteur Comby, hôpital Trousseau.)

RÉSUMÉ. — *Pleuro-pneumonie gauche. — Herpès labial et sous mentonnier. — Rémission le 4e jour. — Défervescence vraie le 6e jour. — Epanchement léger avec égophonie et souffle, puis frottement. — Sudamina, chez un garçon de 8 ans. — Il sort au bout de 8 jours guéri, mais avec de l'arythmie et un pouls légèrement ralenti.*

OBSERVATION XLIV

(Docteur Comby, hôpital Trousseau.)

Pneumonie franche du sommet droit. — Herpès. — Défervescence au 7e jour. — Arythmie.

Maurice Bern..., âgé de 2 ans et demi, entre le 27 avril 1896, salle Barrier n° 14.

Il a été pris brusquement le 22. Le 28 on trouve de la matité, du souffle et quelques râles crépitants, après un effort de toux au sommet droit en avant et en arrière.

La température est tombée de 39°6 à 37°3. Le pouls est normal comme vitesse (108 à 110), mais il est irrégulier.

OBSERVATION XLV

(Docteur Comby, hôpital Trousseau.)

Pneumonie du sommet gauche en résolution. — Arythmie et ralentissement du pouls.

Louis Par... 4 ans, entre à l'hôpital le 11 mai 1896.

Il a, depuis huit jours, des vomissements, de la toux, de la fièvre, de la constipation et un point de côté gauche.

On trouve au sommet gauche des râles sous-crépitants et de la submatité. La température descend de 39° à 37° où elle reste les jours suivants. Le pouls donne successivement le 13 mai, 100. le 14, 90; le 15, 80; et le 16, 76. Ces deux derniers jours il y a en plus de l'arythmie.

OBSERVATION XLVI

(Personnelle.)

Pneumonie de la base gauche en résolution. — Arythmie et ralentissement.

Albert Lep... 13 ans, entre dans le service de M. Comby, le 11 juin 1896.

Il a été pris brusqument il y a trois jours par des maux de tête, avec une douleur vive au côté gauche. Depuis il crache le sang et tousse beaucoup. Il a beaucoup de fièvre et délire la nuit.

A l'auscultation, on trouve à gauche, à la partie inférieure, un souffle tubaire et des râles sous-crépitants.

Le pouls qui est très petit et irrégulier ne bat que 60 fois.

OBSERVATION XLVII

(Goumy. Thèse de Lyon, 1884.)

Résumé. — *Pneumonie de la base droite chez un garçon de 14 ans. — La température oscille entre 40° et 41°, pendant que le pouls varie entre 120 et 134. — Le 9e jour la température tombe brusquement à 37°5 et le pouls à 72. Donc ralentissement.*

OBSERVATION XLVIII

(Damaschino. Thèse de Paris 1867.)

Pneumonie du lobe inférieur gauche. — Amélioration à la fin du 7e jour. — Ralentissement du pouls.

Fernand V... 8 ans, est malade depuis 14 jours, on lui trouve de la fièvre et de l'herpès.

Le 6e jour il expectore des crachats visqueux, orangés. Et on trouve à l'examen un souffle, des râles crépitants fins et de la bronchophonie dans la moitié inférieure gauche.

T. 39°6, R. 48, P. 116, vibrant.

Le 8e jour. Défervescence, le souffle a disparu, les râles en partie.

T. 36°3, P. 64, R. 20.

Le 10e jour, le malade va très bien, convalescence.
(Voir le tracé).

Mai 1896	18	19	20	21	22	23	24	25	26	27
Jours de la Maladie	2	3	4	5	6	7	8	9	10	11

P	T
150	
140	
130	41°
120	40°
110	39°
100	38°
90	37°
80	36°
70	
60	
50	

Observation XLVIII.

OBSERVATION XLIX

(Parrot, Gazette hebd. de Méd. et de Chir. 1881)

Résumé. — *Pneumonie franche du sommet droit chez un garçon de 8 ans et demi. — Herpès labial. — Marche parallèle du pouls et de la température. — Pendant 4 jours la température est à 40°, le pouls varie entre 132 et 140, le 5e jour déferves cence lente.*

le matin T. 38°, P. 116
le soir T. 37°9, P. 88

L'enfant est complètement guéri huit jours après.

CONCLUSION

1° Dans les fausses défervescences de la pneumonie franche chez les enfants, le pouls suit rarement la température, ce qui est intéressant au point de vue du pronostic.

2° Il existe le plus souvent des troubles de la circulation pendant la convalescence.

A. le pouls est faible

B. le pouls est ralenti

C le pouls est irrégulier

3° La médication n'y est en général pour rien.

4° Ces troubles ne comportent aucun pronostic fâcheux et ne réclament aucun traitement, étant sans influence sur la santé générale.

BIBLIOGRAPHIE

DAMASCHINO. — Pneumonie aiguë chez les enfants. Thèse de Paris, 1867.

PARROT. — *Gazette hebdomadaire de Médecine et de Chirurgie*, 1871.

GRISOLLE. — Pneumonie, 1864.

MACLAGAN. — Thermométrical, observations. Edimbourg, *Méd. Journ.*, 1869.

BELUGOU. — Valeur pronostique du pouls en égard à celle de la température dans quelques terminaisons de la pneumonie. *Montpellier médical*, 1878.

CHARVOT. — Température, pouls et urines dans la crise de la pneumonie. *Thèse de Paris*, 1871.

FOURNIER. — Pneumonie chez les enfants du premier âge. *Journal de médecine*, 1887.

TORDEUS. — Un cas de pneumonie à rechute. *Journal de la Société des sciences médicales et naturelles de Bruxelles*, 1888.

BERTRAND. — Anomalies du type fébrile dans la pneumonie fibrineuse. *Revue de médecine*, 1889.

HYVERNAT. — Contribution à l'étude de la pneumonie. *Thèse de Lyon*, 1882.

PAGEAULT. — Pneumonies à poussées successives. *Thèse de Montpellier*, 1889.

ROCHE. — Crise et symptômes critiques de la fièvre pneumonique. *Thèse de Paris*, 1881.

TRUFFET. — Etude physiologique et pathologique sur le ralentissement du pouls. *Thèse de Lyon*, 1881.

LIGNON. — Etude clinique sur la pneumonie lobaire aigüe des enfants. *Thèse de Montpellier*, 1882.

GOUMY. — Traitement de la pneumonie par les bains froids. *Thèse de Lyon*, 1884.

Dictionnaire de JACCOUD. — Article pneumonie. *Nouveau dictionnaire de Médecine et de Chirurgie pratique*. Article pouls.

RILLIET ET BARTHEZ. — Traité clinique des maladies des enfants.

D'ESPINE et PICOT. — Maladies de l'enfance.

HUTINEL. — Température, basses centrales. *Thèse d'agrégation, Paris*, 1880.

FERNET. — Pneumonie franche aigüe. *Arch. gén. de méd. de Paris*, 1881.

VITI. — *Arch. de Pédiatria*, 1890.

PERRET. — De la pneumonie infantile d'après 70 observations. *Prov. méd. de Lyon* 1891.

PORTE. — Rythme respiratoire des maladies de l'enfance, 1893.

CHAIX. — Rythme cardiaque chez les enfants. *Thèse de Lyon*, 1892.

COMTE. — Fausse défervescence dans la pneumonie franche. *Thèse de Paris* 1892.

MADINIER. — Contribution à l'étude des anomalies du type fébrile des pneumonies fibrineuses. *Thèse de Paris*, 1894.

HUCHARD. — *Revue de clinique et de thérapeutique*, et *Société médicale des hopitaux*, 1894.

HIRTZ. LÉVY. — Pouls lent. *Gazette des Hopitaux*, 1895.

TABLE DES MATIÈRES

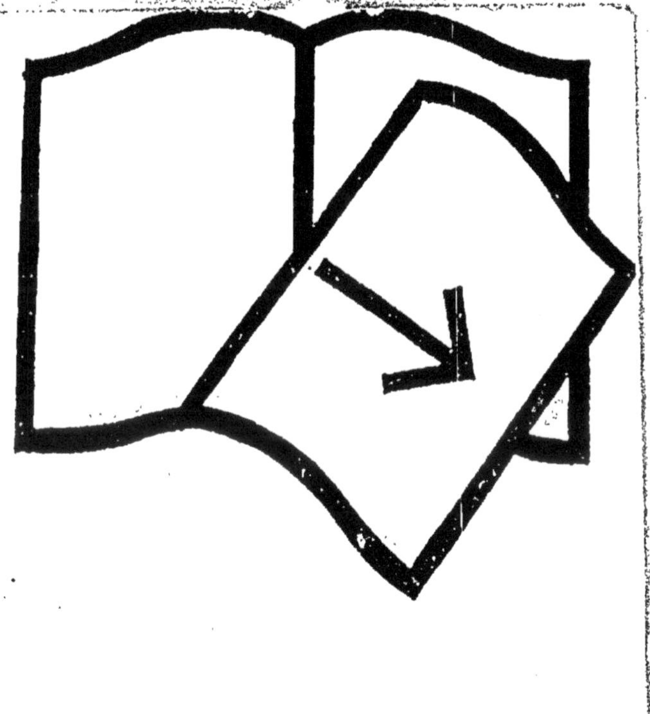

Documents manquants (pages, cahiers...)

NF Z 43-120-13

www.ingramcontent.com/pod-product-compliance
Ingram Content Group UK Ltd.
Pitfield, Milton Keynes, MK11 3LW, UK
UKHW021228230726
13926UKWH00003B/1308

9 782016 113691